名醫的

自律神經音樂療

小林弘幸—著　大矢健晴—音樂

這張音樂CD的聽法

對於自律神經而言，這張「具調節自律神經作用的音樂CD」可說是一帖效果無與倫比的良藥——從某個意義上來說，這是一帖「聽了就有效的良藥」。服用這帖良藥時，不需要任何訣竅和必須遵守的規則，只是傾聽播放出來的旋律就能達到調節的效果。

聽這張音樂CD時，可採用以下介紹的這兩種方法。一種為「預防用」，適合日常生活中作為背景音樂，廣泛地用於調理維護身體健康的方法。是「防範」未然，可避免因自律神經失調而對身體健康或美容等方面造成負面的影響。

另一種為「治療用」，因為不如意的事情而情緒低落時、碰到麻煩而煩惱時，即透過音樂「設法改善」失衡狀態的方法。身心狀況不佳而想恢復正常狀態時，採用這張音樂CD效果最好。

關於這帖「良藥」的用法，音樂CD中共收錄了九首曲子，從哪一首開始聽起都沒關係，從第一首開始聽起或隨機聽任何一首曲子都可以。發現特別喜歡的曲子時，反覆傾聽那首曲子也OK。聽音樂的時間完全沒有限制。聚精會神地聽上10分鐘也好，當做背景音樂聽上一整天也無妨。

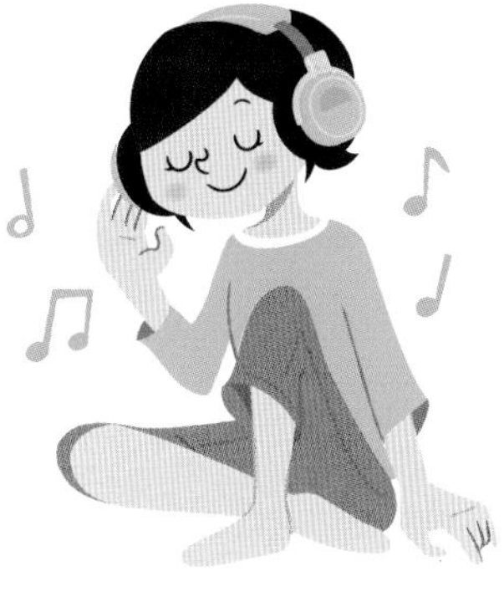

三悅文化

第2部 自律神經為什麼是「健康的關鍵」呢？

聆聽本片 CD 時會產生睡意，請盡量避免在開車及工作時聆聽。

第 1 部

為什麼只聽音樂就能調節自律神經的平衡狀態呢？

為什麼自律神經很重要呢？

何謂「自律神經」？

自律神經是掌控心臟、腸、胃、血管等器官的重要神經系統。自律神經正常時，**「交感神經」與「副交感神經」（對各器官而言，交感神經好比汽車的油門，副交感神經則如同煞車），就像拔河似地掌控著內臟器官。**

以血管為例，觀察自律神經作用時就會發現，交感神經促使血管收縮時，心跳就會加快，血壓就會上升。交感神經運作的同時，副交感神經也開始準備促使血管擴張，設法減緩心跳或降低血壓。兩者會一直維持著最和諧的狀態，因此，心跳與血壓會處在最平穩狀態。

面臨緊張狀況時，相對於副交感神經，交感神經佔了優勢，心跳加快，血壓就上升。該興奮狀態持續存在時，對身體易造成沉重負擔，但，一到了晚上，當副交感神經佔優勢時，心跳就會慢下來，血壓也下降，人的情緒就會穩定下來，處於放鬆的狀態。

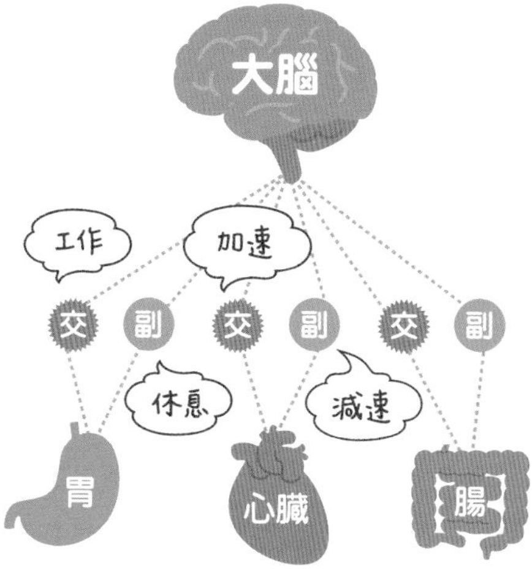

自律神經具備什麼樣的功能呢？

如前頁所述，交感神經好比汽車的油門，副交感神經則如同煞車。交感神經催油門時，血管收縮，心跳加快，血壓上升，人的情緒就高昂，心態就會趨向於積極。反之，副交感神經踩煞車時，血管擴張，心跳減慢，血壓下降，人的情緒就平靜，心情就會放鬆下來而顯得從容不迫。

交感神經與副交感神經最好都處在高度平衡的狀態下。兩者邊維持在高度穩定狀態下，**白天交感神經稍微高一點，夜晚副交感神經略微佔優勢就是最理想的狀況**。

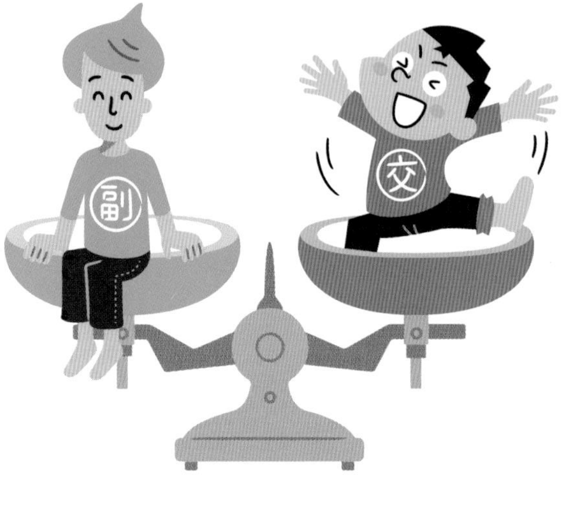

自律神經失去平衡時……

①交感神經佔優勢時

交感神經猛催油門，副交感神經就會完全失去煞車功能。這就是現代人最常見的現象。**現代人易因工作、家庭、人際關係等累積壓力，一整天都感到焦慮不安，情緒一直處於緊繃狀態。**

人若持續處在上述狀態下，**就很容易因為血液循環變差，免疫力下降而必須面對病痛等問題。**其次，因為工作與家庭等，面對不管多麼拚命地努力也未必會有成果的事情而忙得身心俱疲的情形也不少。

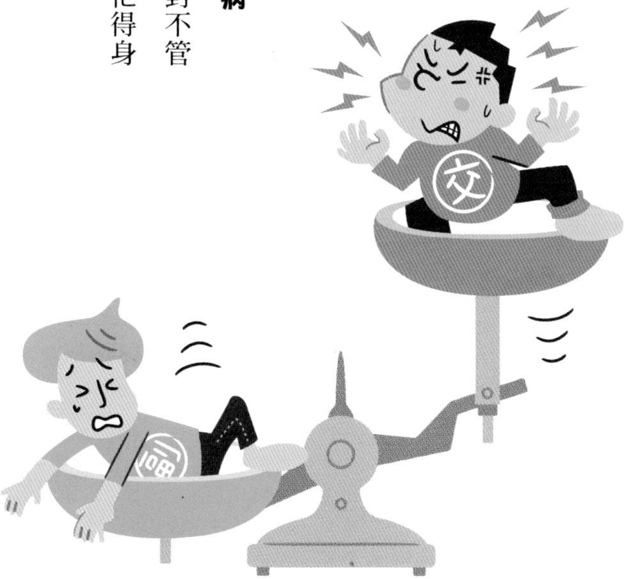

自律神經失去平衡時……

② 副交感神經佔優勢時

副交感神經活性高，但交感神經偏低時對人體也沒好處。因為油門反應太差時汽車就開不快。

這種「個性悠哉悠哉」的人**最容易做事漫不經心而因為一時疏忽引發意外事故。**這種人也很容易罹患憂鬱症，據說七個人之中就有一人會有這種傾向。

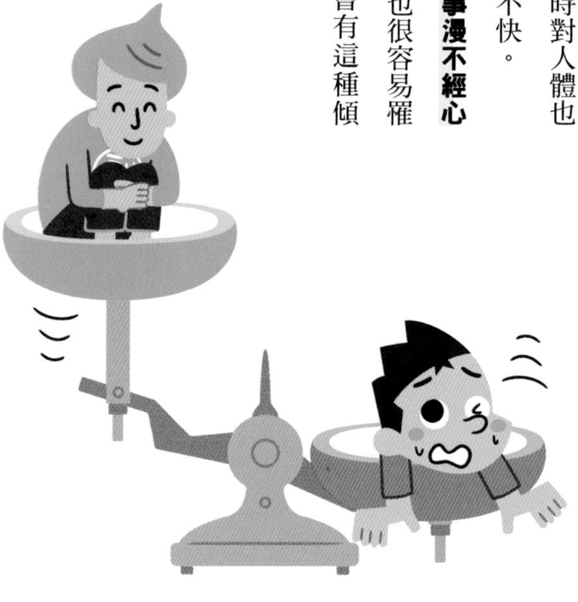

自律神經失去平衡時……

③ 交感神經、副交感神經都偏低時

交感神經與副交感神經處在最協調平衡的狀態，但兩者的活性都偏低時也不行。生活壓力一直很沉重或長期睡眠不足，就可能出現兩者活性都偏低的情形。

這種類型的人最容易呈現出**異常疲勞**、**提不起勁**、**缺乏霸氣**、**全身軟弱無力**的傾向。油門和煞車功能都降低，稍微動一下車子就出毛病。

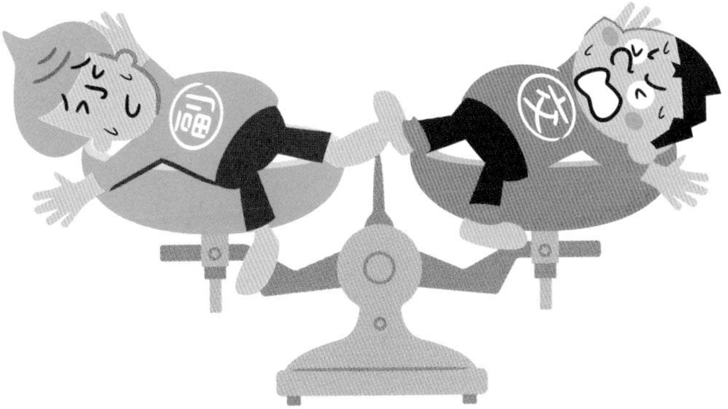

由此可見
自律神經平衡
真的很重要！
可是，人們
並沒有注意到
其重要性。

還沒注意到的人
建議您
一定要聽
「音樂」！

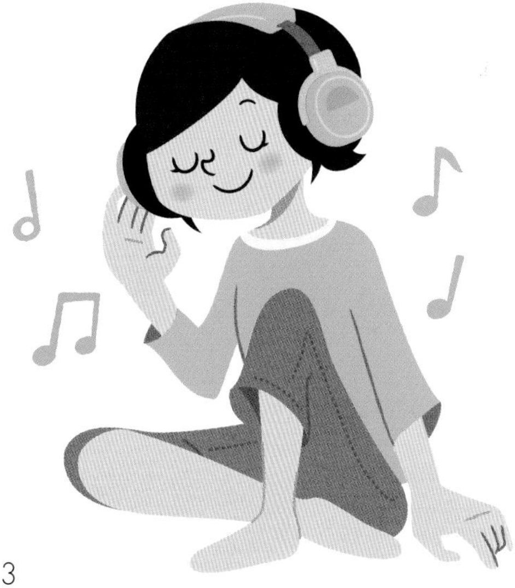

自律神經維持平衡，身體機能自然提昇

人體接收到外部訊息後，出現情緒反應（喜怒哀樂等情緒）時，大腦就會依據該反應，啟動下視丘功能。下視丘就是掌控自律神經的部位。然後由下視丘部位，往體內各器官傳遞「工作」、「休息」等訊息。

外界刺激中最能發揮自律神經平衡調節效果的就是音樂。事實上，據相關研究結果顯示，**人類的大腦天生具備一聽到音樂就感到「愉快」的本能。**

一聽到音樂，自律神經就會自動調節平衡，人體就會努力地工作，主要原因就在於人體具備上述機制。

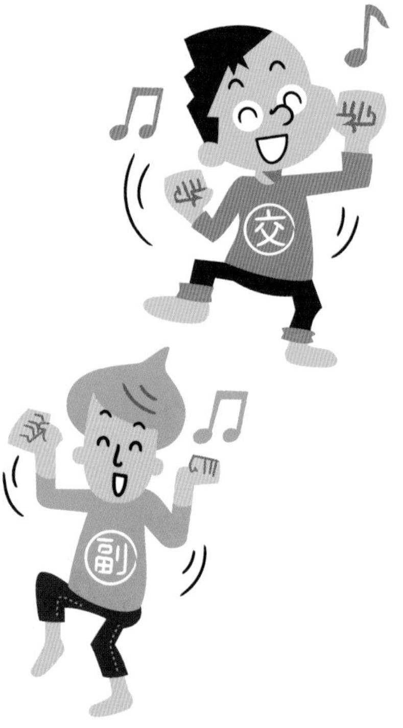

聽這張音樂CD
將自律神經的平衡
調到最佳狀態
讓自己每天
都活得健康
又活力充沛吧！

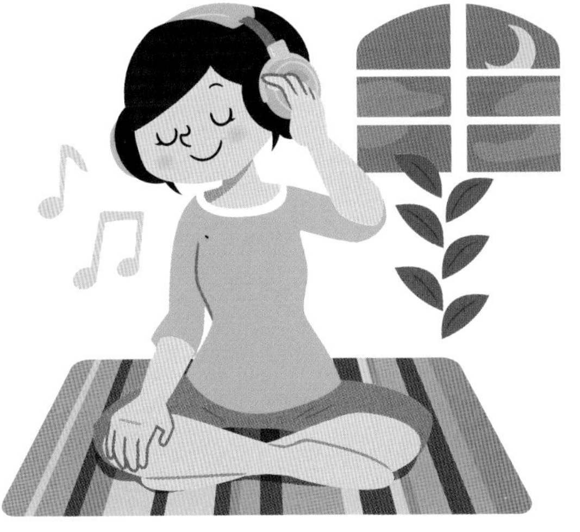

請讀者參與實驗聽過音樂CD後，測出聽音樂前、後的自律神經變化情形！

在順天堂大學漢方醫學尖端臨床中心的山口琢兒博士指導下，請實驗對象聽音樂CD三十分鐘後，測出聽音樂前、後的自律神經變化情形，分析結果如下表中記載。

測定結果因人而異，但，聽音樂CD後，交感神經與副交感神經的活動度都升高。從測定結果就能看出，表示交感神經與副交感神經平衡狀況的自律神經活動度都有改善。

〔自律神經分析〕

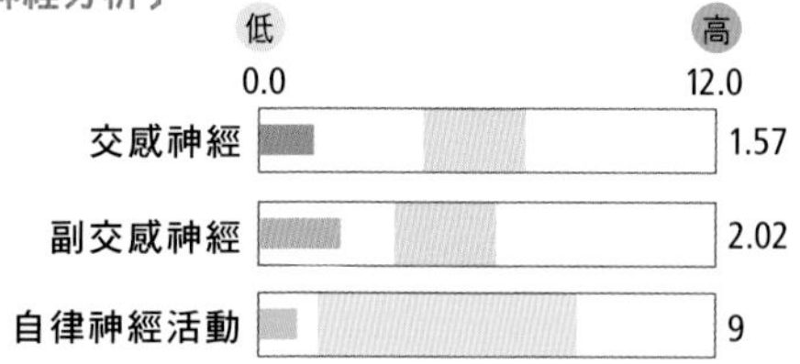

圖中分別表示交感神經、副交感神經的活動狀態。各長條圖中的數值高度越在灰色範圍內，表示狀態越好。自律神經活動度係指交感神經與副交感神經的整體平衡狀態，在平均範圍內，數值越高，表示功能越活潑。

〔自律神經平衡〕

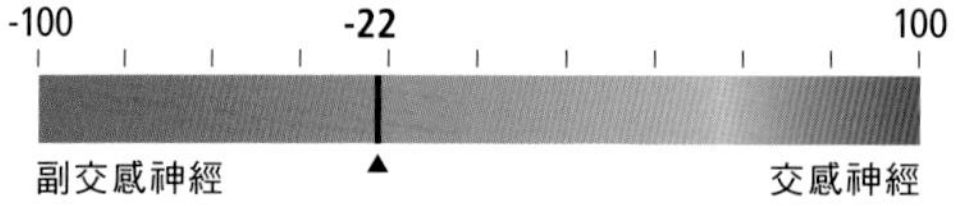

指標指著0時，表示處在最平衡協調的狀態。指標越往左側移動，副交感神經越佔優勢，表示興奮度低、全身無力、慢性神經衰弱。指標越往右側移動，交感神經佔優勢，意味著不安、恐懼、注意力渙散、過於興奮等精神上壓力偏高。

01

影山共子（66歲）

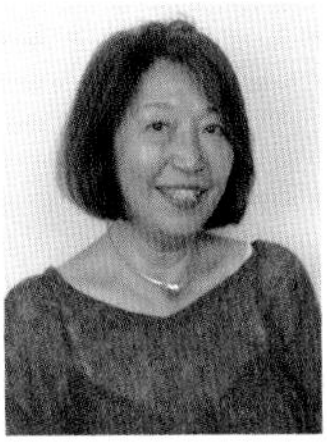

經歷過大手術後，我動不動就覺得身心疲憊不堪。聽這張音樂CD，整個人就會充滿活力，精神也會恢復。

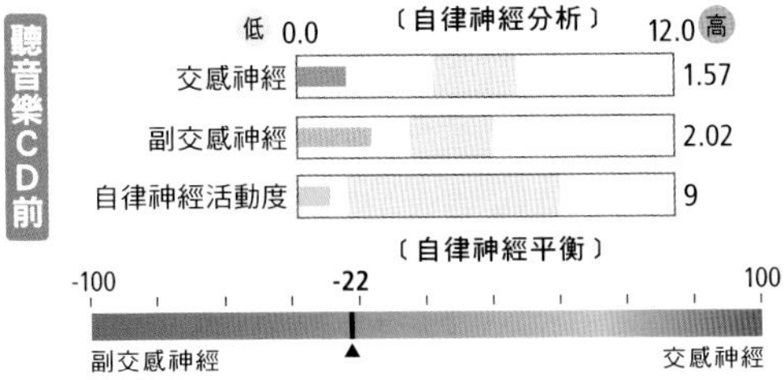

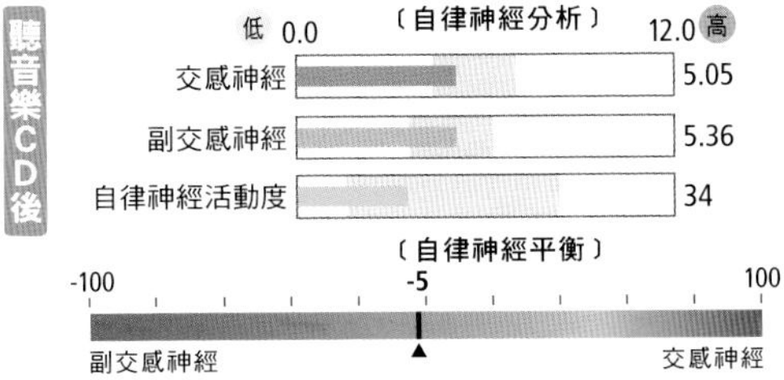

02

林雅史（47歲）

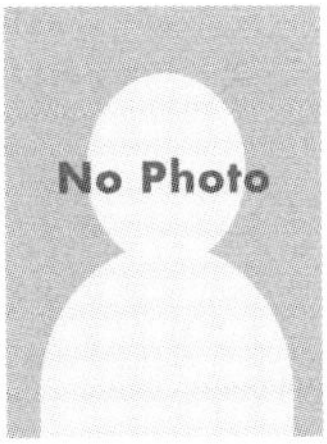

測定數值變好到讓我感到好驚訝。因為血壓也很高，一直覺得自律神經絕對是失去了平衡，希望聽這張音樂CD能獲得改善。

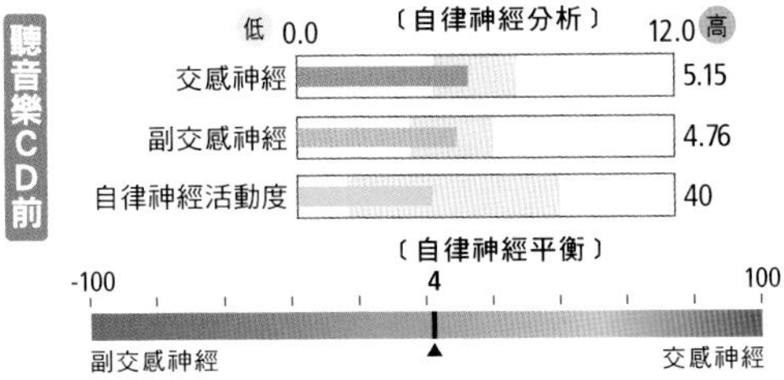

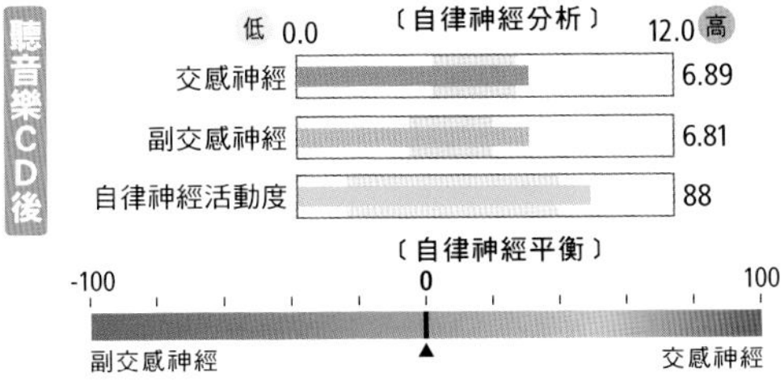

03

松井和美（43歲）

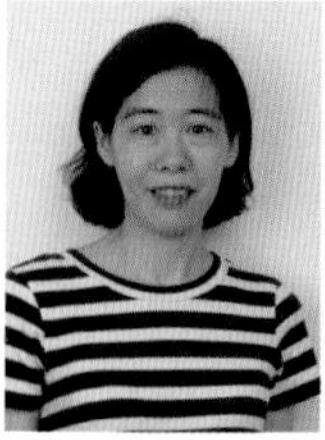

因為聽起來實在是太舒服了，所以想「擁有這張音樂CD」。希望每天晚上睡覺前都聽。

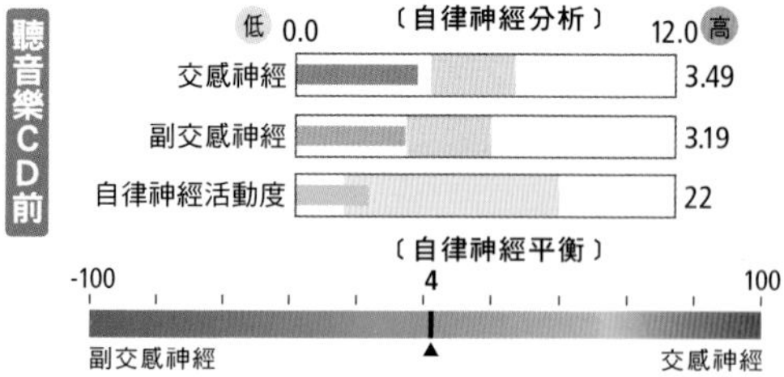

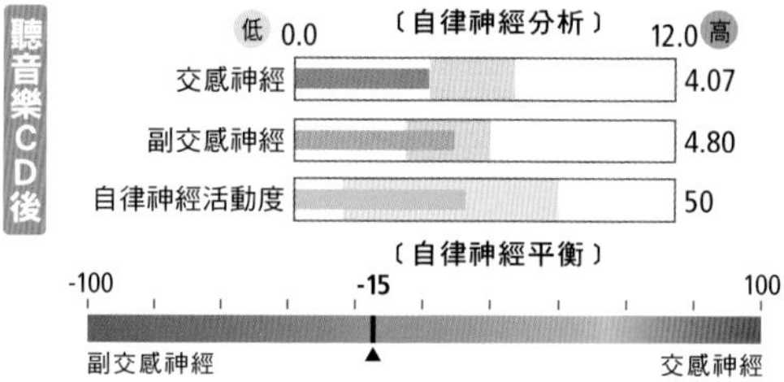

04

佐佐木忠（64歲）

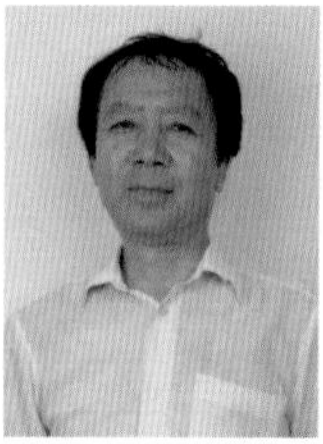

教授的分析幾乎未出現任何變化。可是我一直覺得情緒變得非常平靜，心情也變好了。

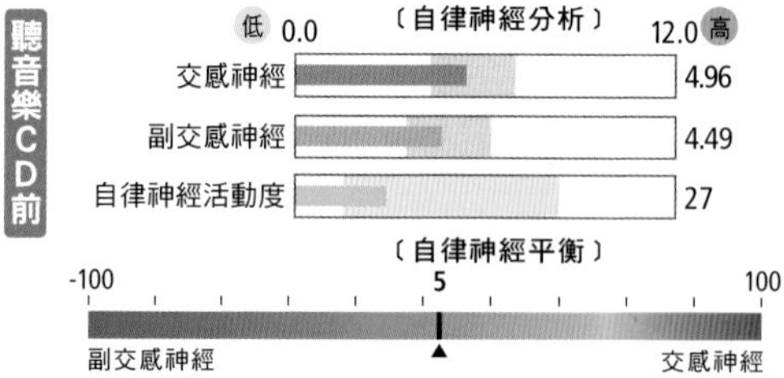

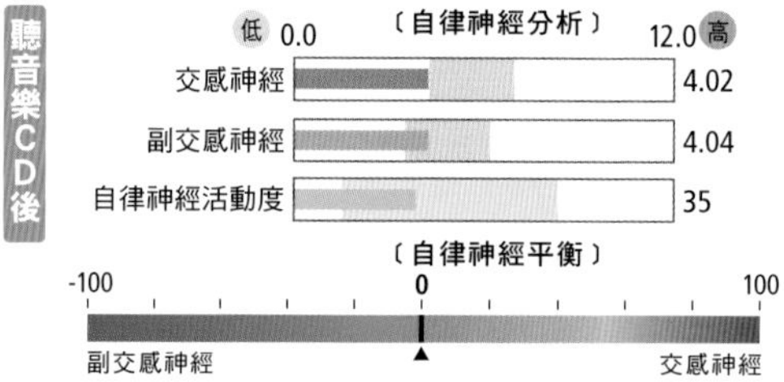

05

柏木幸子（65歲）

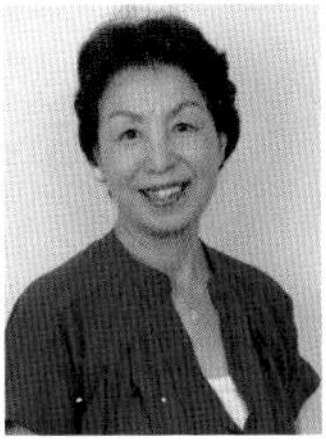

終於可以完全地放鬆心情了。就像教授說的一樣，這是「聽的良藥」，感覺身體也變健康了。

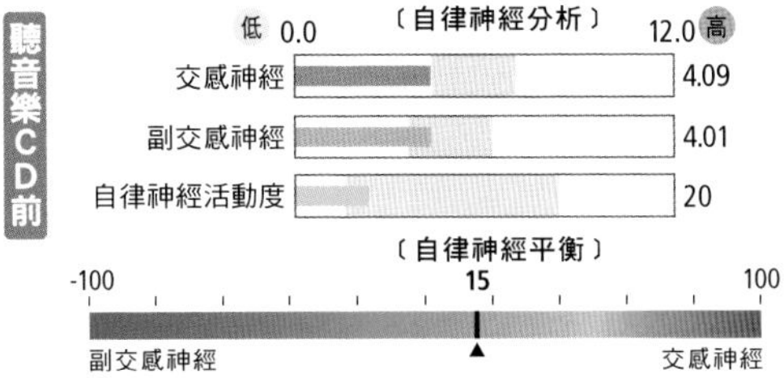

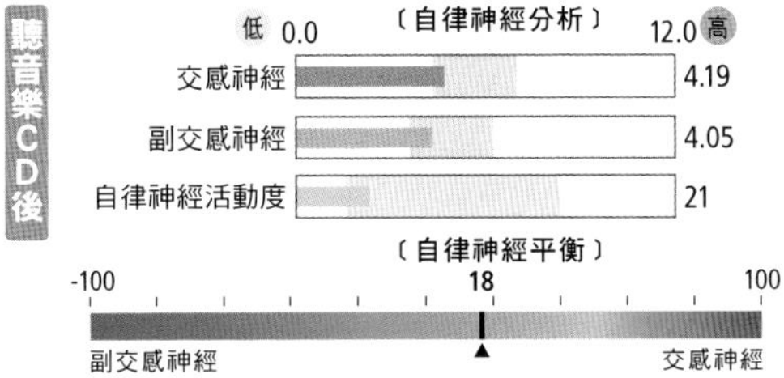

06

高田佐和子（33歲）

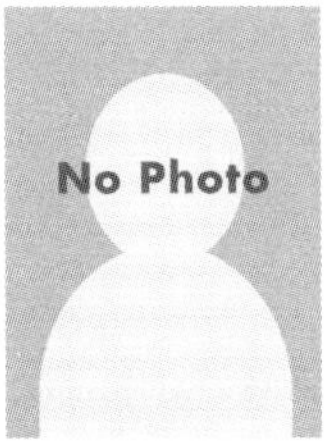

只是聽心情就平靜下來。以前也聽過許多療癒音樂，不過這張音樂CD最特別，真是太棒了。

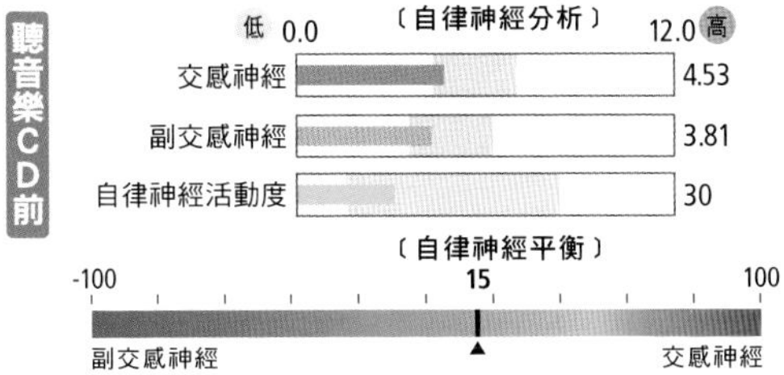

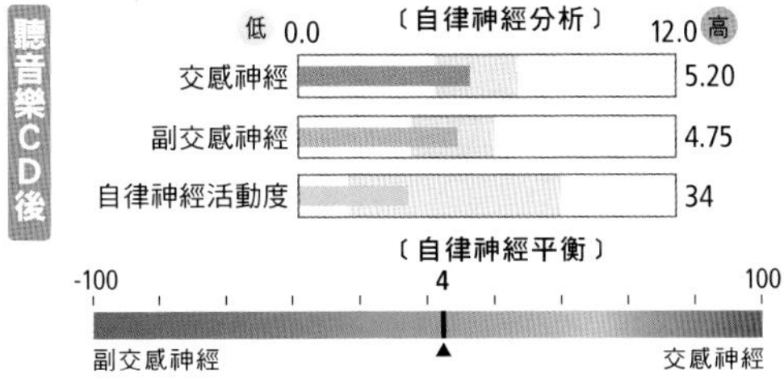

如何呢？

這張音樂CD的效果

您實際地感受過了嗎？

那麼，您認為

什麼時候聽這張

音樂CD效果最好呢？

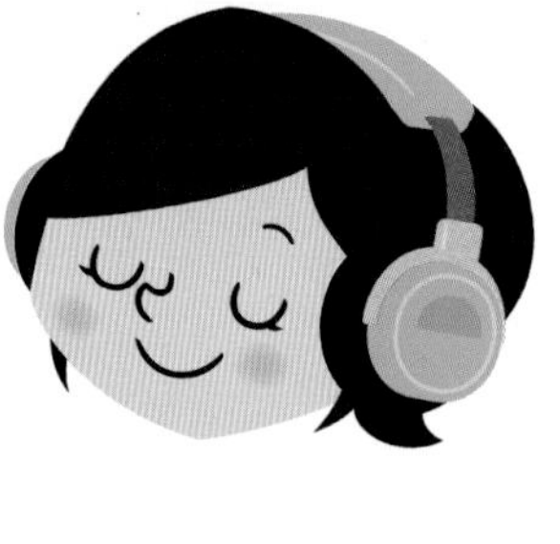

這時候聽吧！1

日常生活中
碰到
不如意的事情時

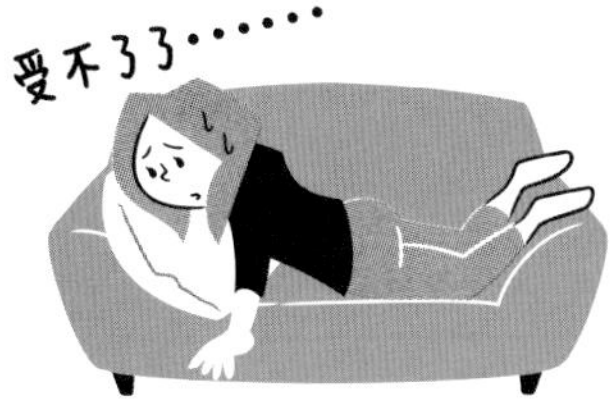

全身無力

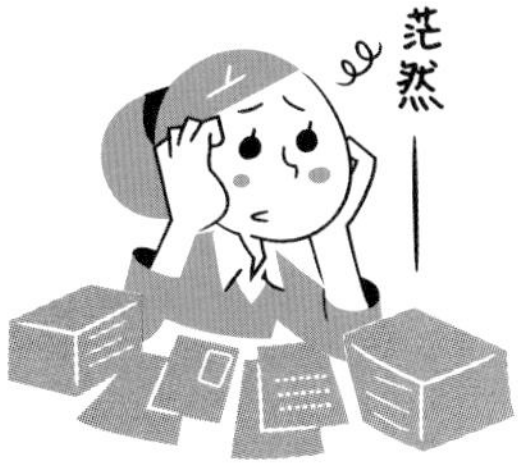

注意力渙散

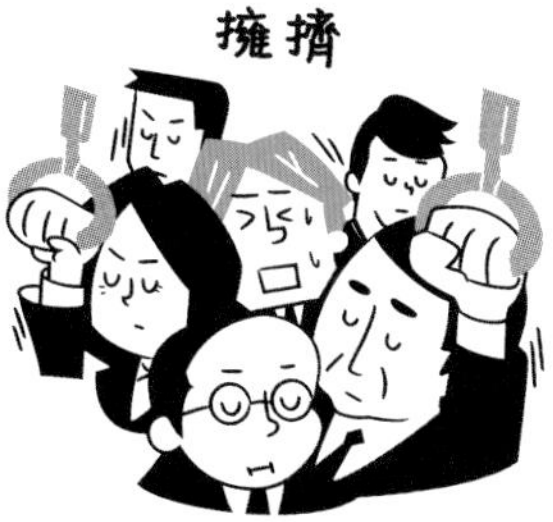

客滿的電車裡

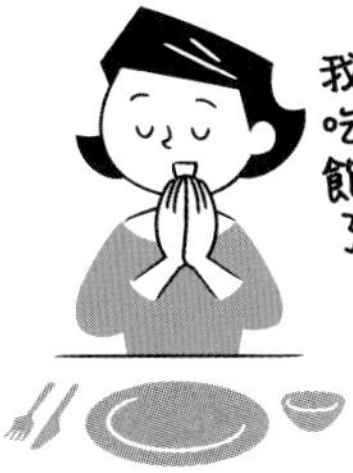

飯後

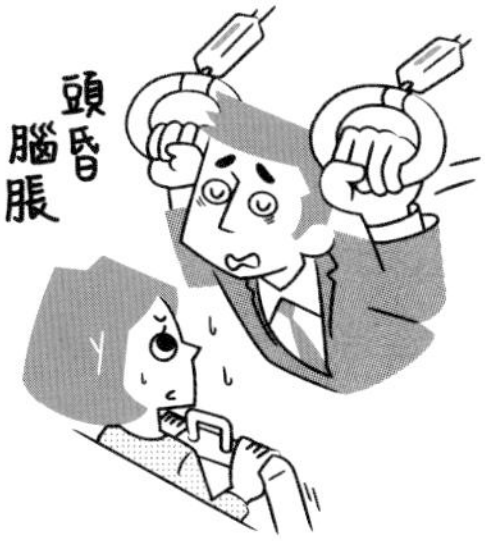

睡眠不足

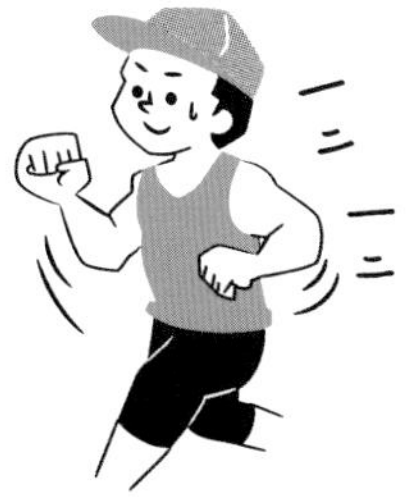

運動後

想擺脫焦慮、不安的心情時

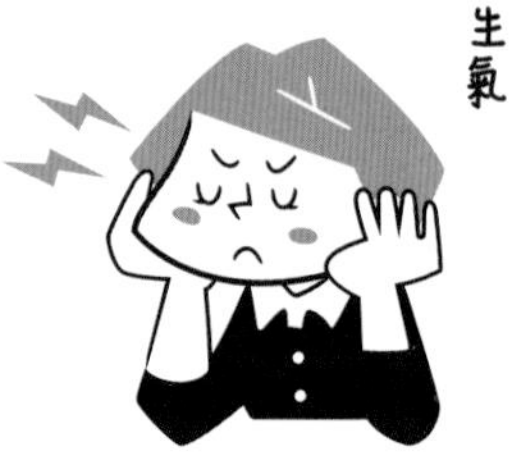

焦慮不安

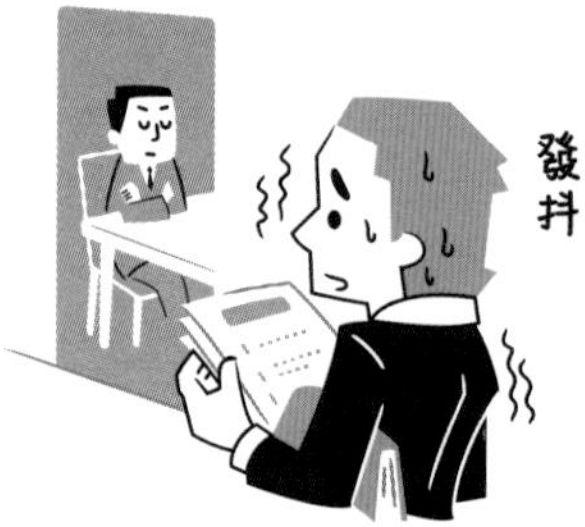

重要洽談前

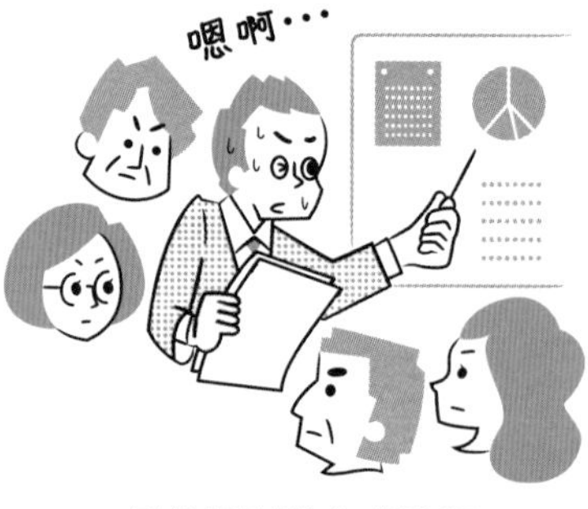

希望順利地完成簡報

考試前

這時候聽吧！3

煩惱或碰到麻煩希望尋求解決辦法時

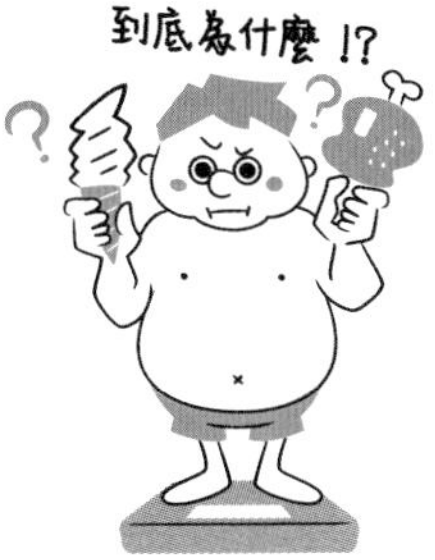
到底為什麼!?

減重失敗後

怒氣沖沖

夫妻吵架時

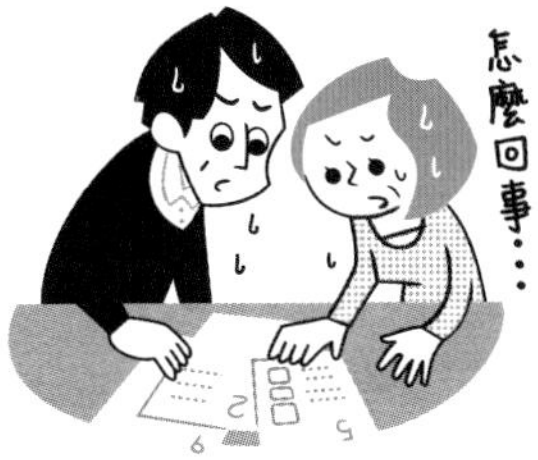
怎麼回事…

孩子成績太差時

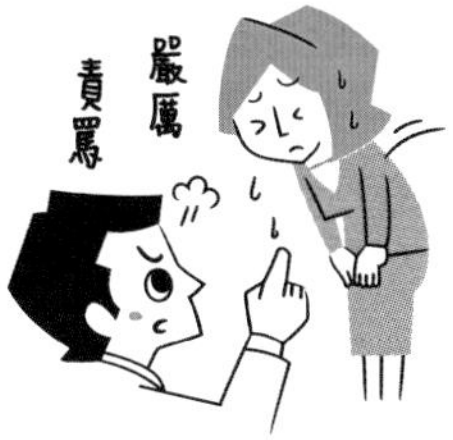
嚴厲
責罵

工作出錯時

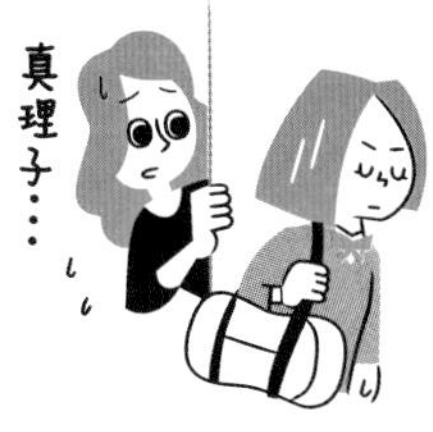
真理子…

孩子進入叛逆期時

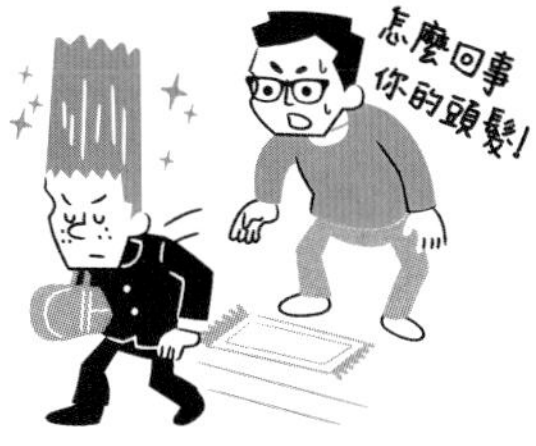
怎麼回事
你的頭髮!

孩子不聽話時

生病或
覺得
身體不舒服時

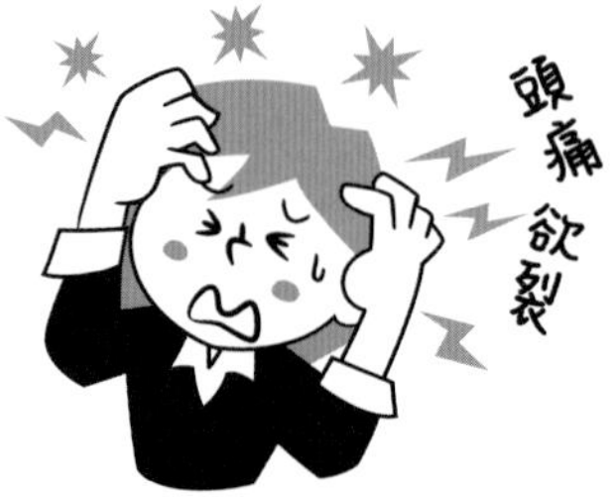

頭痛時

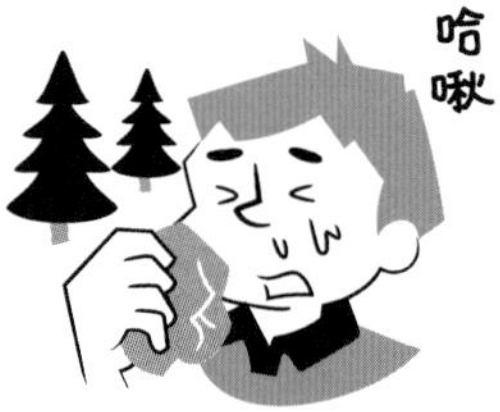

花粉症纏身

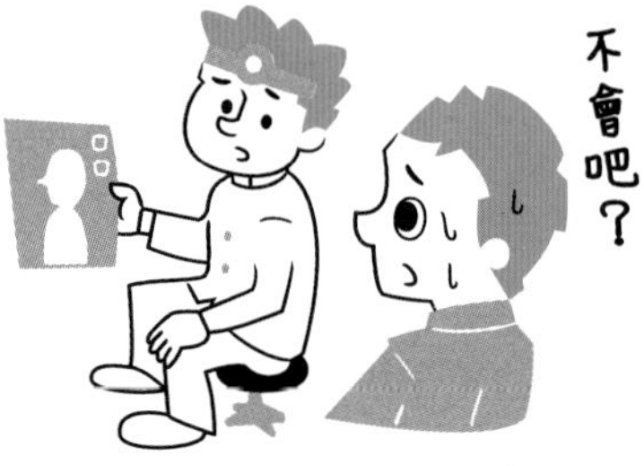

罹患重病時

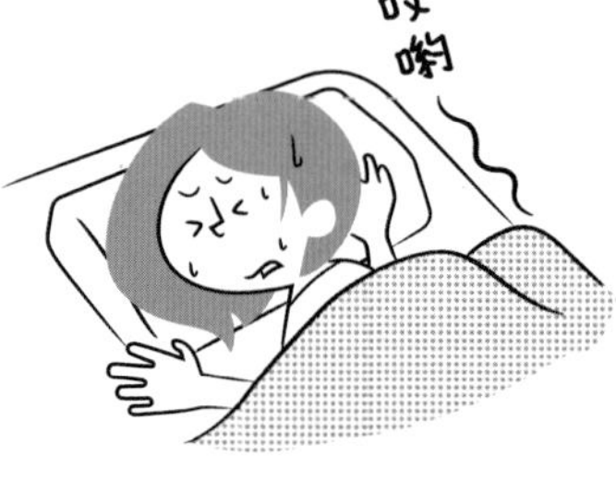

生病或受傷而臥病不起時

這時候聽吧！5

充滿悲傷、痛苦的心情時

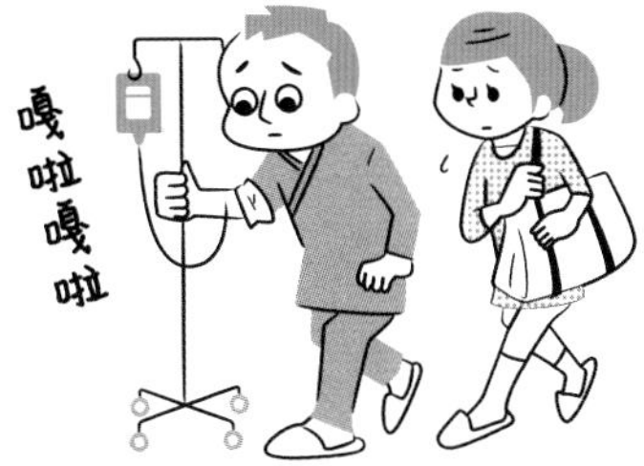

家人住院時

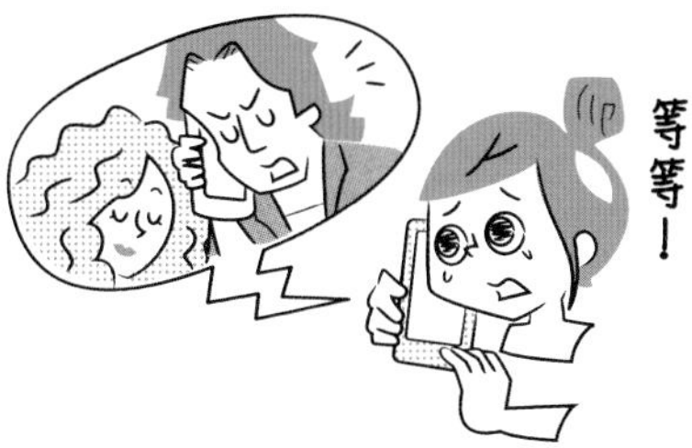

和男（女）友分手時

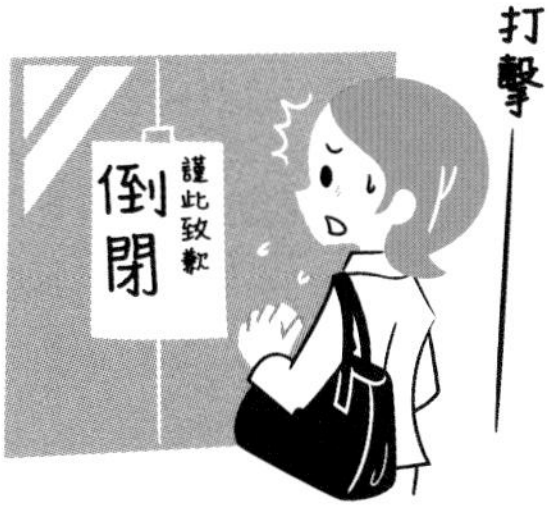

公司倒閉時

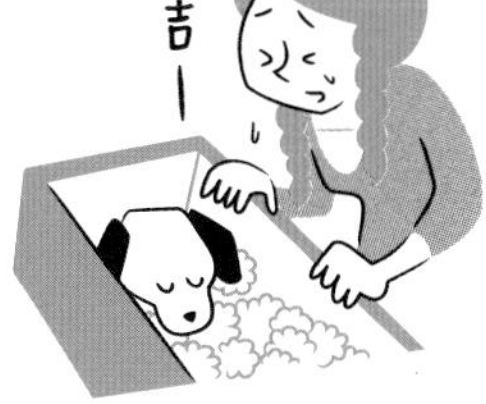

寵物死去時

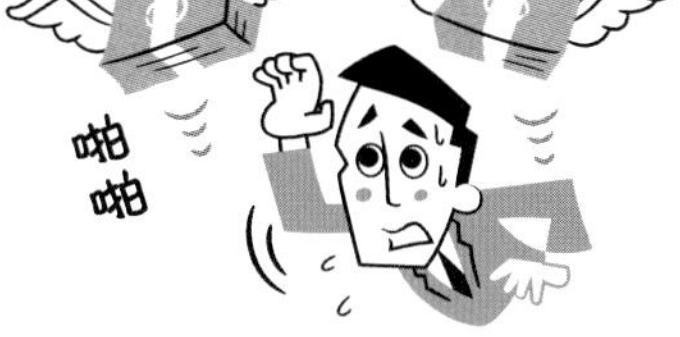

損失慘重時

目前，您的自律神經處於什麼狀態呢？

自律神經可分為四種類型！

C 個性悠哉悠哉的類型

交感神經低，副交感神經高

即便副交感神經高，交感神經還是不能偏低。因為油門反應太差時，車子就開不快。

A 活力旺盛可充分地發揮實力的類型

交感神經與副交感神經兩方面都高

最理想的狀態。交感神經與副交感神經的活性都處於高度平衡且穩定的狀態時，就能充分地發揮實力。

D 全身軟弱無力的類型

交感神經與副交感神經兩方面都低

生活壓力一直很沉重或長期睡眠不足，就可能出現兩者都偏低的情形。

B 過於拼命努力的類型

交感神經高，副交感神經低

現代人最常見的類型。猛催油門而完全失去煞車的功能。

那麼，一起來檢視一下當前情況吧！

從Q1至Q10，請針對以下十個問題，勾選出最符合您當前情況的項目。
各項目的最後都會標註△與▽記號，請於全部勾選後，計算△與▽的總數。
△與▽分別為1分，勾選（△▽）時請分別加1分，勾選（▲▼）時請分別扣1分。

Q1 睡眠情況

- □ 通常一躺到床上就很快地睡著（△▽）。
- □ 晚上睡得還好，但白天還是很想睡（△）。
- □ 晚上不容易睡著（▽）。
- □ 不容易睡著又淺眠，睡著後中途又醒來（▲▼）。

Q2 日常工作（工作、上課、家事等）情況

- □ 覺得很有成就感，認為自己有能力拼出一番成就或成果（△▽）。
- □ 嫌麻煩又懶洋洋，一直提不起勁。想做點事情又犯睏（△）。
- □ 一想到自己無法完成時的狀況就感到很不安，還是儘量集中精神投入工作中（▽）。
- □ 對於自己不會做的事情感到很不安，無法展現出破釜沉舟的決心（▲▼）。

Q3 食慾情況

- □ 用餐時間一到就覺得肚子餓，總是吃得津津有味（△▽）。
- □ 吃過後很快又覺得肚子餓，有時候肚子餓得咕嚕叫（△）。
- □ 專心投入工作或作業時就不覺得肚子餓（▽）。
- □ 沒食慾或肚子不餓卻很想吃（▲▼）。

Q4 飯後情況

- □ 胃脹或胸部灼熱感幾乎未出現過（△▽）。
- □ 確實用餐後馬上又覺得肚子餓（△）。
- □ 經常覺得胃脹或胸部有灼熱感（▽）。
- □ 用餐前、後經常胃痛（▲▼）。

Q5 面對嚴重問題時的態度

- □ 立即思考、彙整出解決對策並付諸於行動（△▽）。
- □ 思緒不知不覺地就轉移到其他事情上，遲遲無法彙整出辦法（△）。
- □ 過於鑽牛角尖或想太多而感到不安（▽）。
- □ 想思考卻完全無法集中精神，激發不了幹勁（▲▼）。

Q6 日常生活中的疲累情況

- □ 適度地出現疲累情形，但睡過一晚後精神就恢復過來（△▽）。
- □ 累了就想睡，白天稍微疲累沒精神（△）。
- □ 無法消除倦怠感，但需要工作時還可以打拼（▽）。
- □ 做任何事情都覺得很厭煩，一直覺得很疲累（▲▼）。

Q7 精神方面的調劑情況

- □ 工作時情緒很緊繃，但回家後可以很快地放慢步調（△▽）。
- □ 並不覺得壓力太大，但經常發呆（△）。
- □ 一天到晚情緒都很緊繃，心情一直無法放鬆下來（▽）。
- □ 充滿不安感與恐懼感，不想思考，很想睡覺（▲▼）。

Q8 手腳冰冷的情況

- □ 一年到頭都不覺得手腳冰冷（△▽）。
- □ 不覺得手腳冰冷，反而是經常覺得暖洋洋，想睡覺（△）。
- □ 泡澡後才過一下子手腳就冷冰冰（▽）。
- □ 因為手腳太冰冷而睡不著。臉色也很差（▲▼）。

Q9 體重的情況

- □ 好幾年來體重都沒有太大的變動（△▽）。
- □ 不知不覺就吃太多，容易發胖（△）。
- □ 壓力太大時就容易發胖（▽）。
- □ 相較於一年前，體重增減5公斤以上（▲▼）。

Q10 自己的當前情況

- □ 一直都活力十足，覺得身心都很充實（△▽）。
- □ 並未碰到大問題，覺得自己過得還滿充實（△）。
- □ 每天都受到刺激，感覺很充實（▽）。
- □ 莫名地感到不安，一直擺脫不了憂鬱感（▲▼）。

總計 △＝ □ 個　▽＝ □ 個

判定結果

①△和▽分別為8個以上的人
活力旺盛可充分地發揮實力的類型（交感神經與副交感神經兩方面都高）
②△為7個以上，▽為8個以上的人
過於拼命努力的類型（交感神經高，副交感神經低）
③△為8個以上，▽為7個以下的人
個性悠哉游哉的類型（交感神經低，副交感神經高）
④△與▽分別為7個以下的人
全身軟弱無力的類型（交感神經與副交感神經兩方面都低）

②、③、④類型的人，當務之急為重新檢視自律神經平衡狀態。建議日常生活中聽音樂ＣＤ中的曲子，邊改善日常生活狀況、邊調節自律神經。問題中的△表示副交感神經，▽表示副交感神經發揮功能時的狀態。△▽為兩者都高的理想狀態。▲▼表示兩種都低的狀態。

這張ＣＤ中收錄的
都是有醫學根據的
原創音樂
可採用書中記載的聽法
或找出自己喜歡的曲目
可反覆地聽
一天不管聽幾回都ＯＫ。

聽這張音樂CD後……

自律神經平衡狀態變好，工作效率也提昇

自律神經平衡狀態調好後，身體就越來越健康，人就會朝著良好的方向邁進。新鮮的血液就會順暢地輸送到身體的各個角落，每一顆細胞都變得很有活力。免疫力也維持在絕佳狀態，因此，人就不會生病。肌膚和頭髮等也會更加水潤又緊繃，還會散發出亮麗光澤。

其次，工作、人際關係、運動等就會開始「一帆風順」。面臨「具關鍵性的重要場面」時就能全力以赴地一展抱負，締造出傲人的好成績。

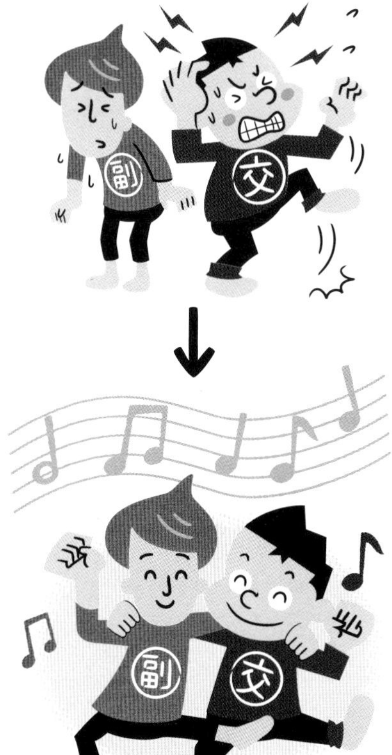

樂曲印象

音樂CD中收錄的都是可讓人更宏觀地去回顧過去與想像未來人生的曲子。讀者們可憑自己的感覺陶醉在美妙的樂音中，隨心所欲地擴大自己的想像範疇。

1 曲目 緣

人必須靠許多因緣的支撐，透過無數次的邂逅與別離才能累積寶貴的人生經驗。建議您不妨將自己在良好人際關係的扶持下，腳踏實地、努力成長的精采回憶，投射在旋律中悄悄地出現許多反覆音節的鋼琴曲上。

2 曲目 舞花

置身於時間靜止似的寧靜氛圍中，欣賞著花瓣翩翩飛舞的美景，可讓人產生這種想像的曲子。想不想像穿越時空似地追尋逝去的美好時光呢！

3 曲目 新綠

以吉他不斷地反覆彈奏出令人懷念無比的旋律。建議配合著曲調變化，試著寫下一篇以自己為主角的故事。

4 曲目 淚後

這首曲子是從聽起來令人動容又富於起伏變化的旋律開始展開。沉浸在悲傷中或想積極面對負面情緒時，不妨試著將自己託付給這首曲子吧！

5 曲目 我的路

這首曲子最適合想深入了解自己應有的態度、尋找自己的方向或想要恢復自信時聽。建議仔細傾聽，試著想像著眼前有「一條道路」不斷地往前延伸。

6 曲目 短暫的休假

這首曲子最適合想要找回自己的步調，擴大「想像自己的最理想狀況」時聽。仔細聽抑揚頓挫的吉他旋律，就會回想起充實無比與從容不迫的自己吧！

7 曲目 安堵

一路走來，我一直很努力地……。請試著將走過的那段路，投射在這首表情豐富的鋼琴旋律上。伴隨著一路走來的安心感，內心裡就會充滿勇敢地朝著下一個階段邁進的勇氣與決心。

8 曲目 沉思

非常適合想擺脫煩亂心情時聽的曲子。像一個一個地打開心靈的抽屜似地，慢慢地陶醉在旋律之中。

9 曲目 熱情

非常適合用來對長期支持著自己的每個人、每件事物獻上感謝之意的曲子。自己的存在到底該感謝誰呢？完全敞開胸懷，仔細地聽，深深地去感覺照顧過自己的人們的體溫。

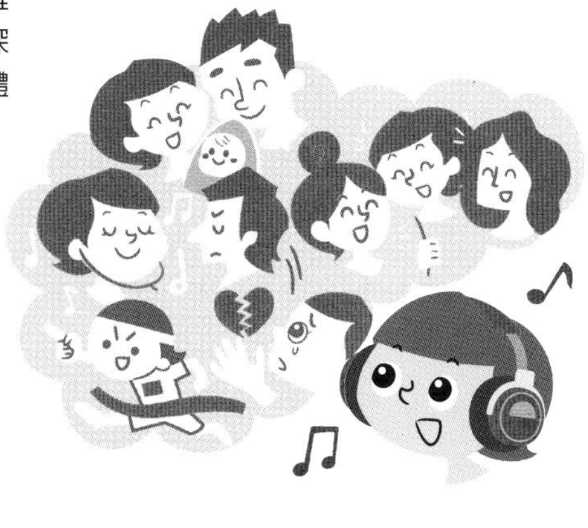

這張CD中的音樂
不同於療癒音樂

因為都是精心創作又有
醫學根據的
音樂

這張 CD 中收錄的音樂與療癒音樂的差異！

具調節自律神經作用的「音樂」特徵

製作這張音樂CD係以「調節自律神經」為主要目的。

因此，製作的必須是「可讓人不由地回顧過去與想像未來的音樂」。希望聽音樂時能輕易地誘發出上述想像，這張音樂CD作曲時確實地做到了這一點。

譬如說，音樂CD中收錄了音節會反覆出現，聽了會深深地打動人心的旋律線（Melody Line）。透過這樣的音樂，反覆地播出相同模式的旋律，就能預測到即將播放出來的旋律，繼而刺激到大腦，喚醒可回顧過去與想像未來的部位。

基本旋律線的重要部分穿插些許「變化」後，聽起來就像閱讀到一篇起承轉合拿捏適當，故事情節溫馨動人的小說一般，聽音樂時就會自然地沈醉在音律中，聯想起自己的人生中的一個場面。

療癒音樂的特徵

創作療癒音樂係以放鬆為主要目的，創作的是讓人聽起來心情愉悅、具療癒心靈作用的音樂。療癒音樂具備穩定心情的作用，但不能期待它發揮「調節自律神經的效果」。因為療癒音樂的製作目的不在於「調節自律神經」。

以這種方式聽音樂吧！

聽什麼樣的音樂對自律神經有好處呢？

您平常都聽什麼樣的音樂呢？

我認為，最好是聽自己覺得喜歡的音樂。聽音樂後心情就變好，覺得更有活力的話，聽任何領域的音樂對於自律神經都會有好的影響。

我喜歡聽會讓自己感到很放鬆的音樂。會讓自己回想起過去，讓自己邊回顧過去、邊充電打氣的音樂，應該就是自己喜歡的音樂。聽這樣的音樂時就會發現，自己的呼吸自然地變得很平穩。

因此，日常生活中請聽有益於自己的音樂。問題在於，當您充滿不安與擔憂心情時該怎麼辦？

因為充滿不安與擔憂心情而自律神經失調時，人就不會想聽音樂。聽音樂會覺得開心，完全是因為心裡充滿著閑情逸致。不想聽音樂、不知道該聽什麼樣的音樂時，這時候，建議您聽這張音樂CD。這張音樂CD中的曲子一定能成為您心靈的「開關」，為您調節自律神經。

我最常聽的是這類音樂

- 費德里克．蕭邦
- 《Étude（練習曲）》
- 《田納西華爾滋》
- 《La Novia（婚禮的祝福）》
- 《Amazing Grace（奇異恩典）》
- 《Danny Boy（丹尼男孩）》
- 盧貝提斯樂團《Sugar Baby Love（小天使糖糖）》
- 老鷹樂團《DESPERADO（亡命之徒）》
- 荒井由實《卒業写真（畢業照）》
- 福山雅治《Beautiful life（美麗人生）》
- 南方之星《(海嘯)》

第 2 部

自律神經為什麼是「健康的關鍵」呢？

我關注自律神經是鑑於這個因素

我並不是從年輕的時候就開始投入自律神經相關研究，而是直到成為教授前五年才開始認真地研究。

我為什麼會關注自律神經呢？

原因是**我想擺脫「壞局面」，期望扭轉成「好局面」**。接著先來談談當時的經過吧！

因為人際關係不良，不斷地累積壓力而罹患「海螺小姐症候群」

三十歲至三十五歲期間，我曾遠赴英國留學，進入大學醫院學習，過著非常有意義的留學生活。學成歸國後，我立即投入相關工作，希望能好好地運用一下當時累積的寶貴知識與經驗，心情上也充滿著新氣象。

信心滿滿的我萬萬沒想到，一堵巨大障礙正等待著我去突破。歸國後至成為教授的十年間，成了我這一生中必須面對最嚴峻考驗的時期。

最大問題在於人際關係所累積的壓力。任何環境都一樣，待人處世若不知變通絕對行不通。誰與誰處於敵對狀態，誰嫉妒誰步步高昇，這些麻煩無比的事情就是現代社會的最佳寫照。想提出新的建議時，必須向這方面報告，必須看那方面的臉色，想要面面俱到，那就必須耗費龐大的心力。上級提出不合理要求、丟來棘手無比的工作更是家常便飯，在那樣的環境下工作，除非是天賦異秉的人，否則哪可能不累積壓力。

而且，那段期間，我每天從早到晚都埋頭苦幹地過著忙碌無比的生活，早上七點就到醫院，白天因為手術和看診，總是忙得連中飯都沒時間吃，晚上整理白天沒時間處理的資料到深更半夜已經是稀鬆平常的情形。家只是回去睡覺而已，我經常待在醫院裡忙到天亮。

現在回想起來，**當時我的自律神經的狀況一定很糟糕**。我一頭栽進龐大的壓力裡，根本沒有時間休息，一直在跟時間賽跑似地，除了工作，還是工作……。我並不排斥積極地投入工作裡，但，人往往就在自己完全沒有察覺的狀況下，其實身心已經被耗損到幾乎快失去了功能。就在我走火入魔似地工作時，我終於警覺到自己的身心已經出了狀況。

「海螺小姐症候群」讀者們想必都知道吧！事實上，我四十歲不到就已經出現該症候。

「海螺小姐症候群」是指一到了星期天傍晚，電視開始播出《海螺小姐》卡通節目的主題曲時，人就會出現「唉，明天又得開始工作了」的念頭而引發的憂鬱症狀。

我熱愛我的工作，因此，發現自己出現這種症狀時，著實地受了很大的打擊。當時，我費盡千辛萬苦還是無法轉換心情。一到了禮拜天，眼睛看著夕陽西沉的美景，心情卻越來越沉重。

我職位雖低，畢竟還是醫生，一看自己的症狀就知道是**「自律神經發出SOS」**。後來，我非常努力地改善生活，費心地調節自律神經的平衡狀態。決定自己踩煞車，自我警惕不能太勉強，警告自己休息的時候就必須好好地休息。結果，即便生活依然忙碌，身心方面已經不再那麼地緊繃，行動越來越從容，不知不覺中，「海螺小姐症候群」的症狀已經消失得無影無蹤。

深深地感受到「音樂對自律神經發揮的效果」

因此，我下定了決心，只要是有助於調節自律神經，任何事情我都會積極地去嘗試。當時率先投入的就是音樂。

我曾因為聽音樂而避免過災難，這種心情已經在我的人生中出現過好幾次，因此，我對於「音樂對自律神經的效果」非常有信心。實際地感受過聽音樂的驚人效果後，當我感到精神很緊繃或情緒低落時，我一定會聽音樂。此外，我也試著寫過日記，嘗試過香味的效果。

多方嘗試後終於發現，**只要自律神經維持平衡，身心就能處在最良好的狀態**。雖然還沒有獲得證實，但，確實可看出潛藏於「自律神經」這個系統中，足以改變人類的莫大力量。

因此，當上教授後，我就毅然決然地正式投入自律神經相關研究。

換句話說，我之所以會投入自律神經相關研究，完全是因為我成功地擺脫了壞局面，一心一意地「想要改善自己的當前情況」，才會有「現在的自己」。

自己就能掌控自律神經

自律神經可分成「交感神經」與「副交感神經」。

人體內的交感神經好比油門，副交感神經如同煞車，分別肩負的不同的任務。交感神經催油門時，血管收縮，心跳加快，血壓上升，人的情緒就高昂，心態就會趨向於積極。反之，副交感神經踩煞車時，血管擴張，心跳減慢，血壓下降，人的情緒就平靜，心情就會放鬆下來而顯得從容不迫。

現代人的交感神經一直很興奮

交感神經與副交感神經最好都處在高度平衡狀態下。兩者邊維持在高度穩定狀態下，白天交感神經稍微高一點，夜晚副交感神經略微佔優勢就是最理想的狀況。

反之，**任何一方持續處在偏高的狀態時，身心就會出現種種狀況**。令人遺憾的是，現代人之中，兩者嚴重失衡的人還真不少。最顯著的是交感神經始終居高不下，副交感神經的功能卻低迷不振的類型。

「交感神經容易上升」，這是交感神經佔優勢類型的人越來越多的因素之一。因為交感神經具備當危機迫近人體時，立即提昇身心機能，做好『緊急應戰』準備的功能，因此很容易上升。相較於交感神經，副交感神經的上升速度就比較緩慢。

重點是，自律神經只提昇交感神經是輕而易舉的事情，**若要同時提昇交感神經與副交感神經兩方面的水準，那就很困難**。就像汽車必須同時配備著油門和煞車一樣，交感神經與副交感神經必須同時處在高度平衡且穩定的狀態下，才能真正地發揮應有的力量。

因此，想調節自律神經，就必須先從**低迷不振的副交感神經開始提昇起，然後再設法讓交感神經與副交感神經「兩方面都處於高度平衡且穩定的狀態」**。而掌控該狀態的最佳辦法就是「音樂」。

最重要的是能夠讓人回顧過去與想像未來

除了聽音樂外，還是有別的方法能夠有效地調節自律神經。相關方法將留待後續章節中介紹，我認為，寫「日記」也是非常有效的方法。

說到寫「日記」，我推薦的是**針對「今天做得最失敗的事情」、「今天最感動的事情」、「明天的目標」三個主題，分別寫下一行字句，寫法比較簡單的日記**。即便全寫也只需要寫三行，因此，我將這種方法稱之為**「三行日記」**。

您知道寫「三行日記」為什麼能調節自律神經嗎？

原因在於，寫三行日記時，人就能回顧自己的過去（昨天），盡情地想像著自己的未來（明天）。人類的身心活動具備擴大想像自己的過去與未來後，讓自己靜下心來，找回平靜的功能。

透過寫三行日記而身心平靜下來的主要原因在於**呼吸很順暢**。

呼吸調節得很順暢後，就能更深入地吸氣，吸入更多氧氣後，血液循環就會變好，負責輸送氧氣與養分的血液，就能順暢地運行到身體的各個角落。同時，副交感神經就會升高，自律神經的平衡狀態就會越來越穩定。繼續寫「三行日記」後，自律神經失調的情形就會逐漸獲得改善而更穩定，身心方面的狀況也會朝著良好的方向發展。

先養成習慣

像聽這張「具調節自律神經作用的音樂CD」一樣，聽「可投射自己的音樂」，也能達到相同的效果。

因為**邊聽音樂、邊回顧自己的過去，盡情地擴大想像自己的未來，效果就像寫日記，呼吸會變得更順暢，還具備提昇副交感神經的作用。**

一提到「寫日記」，即便是三行，還是有不少人會覺得『門檻太高』吧！覺得『沒有自信繼續寫日記』的人也大有人在吧！

因此建議先從聽音樂開始做起吧！因為，聽音樂的話，只需要聽，不必做其他事情。

對書寫沒自信的人，只是聽音樂也沒關係，但，請務必養成習慣，每天都擴大想像自己的過去與未來。

提昇身體機能的「關鍵」

發現一個關鍵時，人對於過去的疑問相關問題就會覺得很有趣而想一一地去解決。**對我而言，自律神經就是那樣的關鍵。**

檢測自律神經平衡狀態的機器成功開發，在許多人的協助下，試著彙整出檢測數據後發現，越健康的人、檢測結果越好的人，自律神經的平衡狀態越好。亦即：人的身體健康或生病、人在工作上能否發揮、運動選手能否展現實力，從自律神經平衡狀態相關剖析就能了解。

因集中力達到極限而進入「Zone」的感覺

小時候，我曾有過進入「Zone」的經驗，第一次是中學二年級參加地區棒球大賽的冠亞軍賽時，比賽打到最後一局雙方還0比0，一出局三壘有人時，輪到我打擊，當時我雖然沒自信，但，還是棄而不捨地將好幾個投入好球帶的球打成界外球。比賽正陷入僵局時，我突然覺得整個球場變得鴉雀無聲，整個人陷入只有自己與投手才會動的感覺之中。我仔細地觀察球路，很自然地打出好球，球打出去後一直飛到中外野，成功地擊出再見安打。

當時，我根本不懂什麼是「Zone」，幼小的心靈，只覺得『人若能掌控這種感覺，是不是就能更淋漓盡致地發揮實力呢』。

後來，在橄欖球比賽中和手術過程中，我又經歷過好幾次因為『四周完全靜止的感覺』而得到良好結果的美好經驗。『這到底是什麼現象呢？』，從此，這個問題一直在我的腦海中盤旋不去。

「Zone」一詞係指集中力攀升至極限，但身心卻非常冷靜的狀態。**交感神經與副交感神經雙方都升高後容易出現，可發揮神明附體般驚人效率的現象。**

了解這種現象後，我曾經針對許多頂尖運動員與表演者提供相關指導，亦即：將中學二年級棒球比賽時的『人若能掌控這種感覺，是不是就能更淋漓盡致地發揮實力呢』的感覺，廣泛地運用在許多人的身上。

音樂的神奇效果

就讀醫學部的時候，我非常熱衷於橄欖球，曾因比賽受重傷而住院治療過一段時間。當時住的是雙人房，同房病友叫阿松。

阿松是一位網球好手，熱愛大海、皮膚黝黑、身材相當壯碩的年輕人。我倆相當投緣，很快就成了好朋友。阿松看起來這麼健康為什麼會住院呢？這件事讓我感到很納悶。阿松說，他是因為腳痛症狀嚴重而住院。當時，我還是一個有待栽培的醫學生。仔細地觀察阿松的症狀發展與醫病雙方的互動情形後，我終於做出了大膽的推論。推斷阿松罹患骨肉瘤。

當時阿松已經有「心儀的女孩」，也曾向對方告白過，但聽說並沒有成功。不過，阿松住院不久後，那個女孩就已經前來探望過。

阿松和女孩待在病房裡聊了一整天，可惜會客時間有限，一到了晚上，病房裡就只剩下我和阿松兩個人。漫漫長夜中，我們最常聽的音樂就是惠妮休斯頓的歌。鈴木雅之的「ガラス越しに消えた夏（消失在玻璃窗外的夏季）」也經常聽。**音樂是化解尷尬氣氛的**

神器。找不到話題時，聽音樂就能幫彼此傳達心意。

直到現在還一直鼓勵著我的音樂

後來，阿松離開了人世。當時聽過的音樂，直到現在我都還在聽，播放那些曲子時，我的腦海裡就會浮現當時的病友阿松的形影。

從我家到上班的醫院這段路，我都是開車往來，因為工作忙碌而筋疲力盡時，或因為人際關係的壓力而心情鬱悶時，透過車內音響播放音樂，一聽到惠妮休斯頓的歌，就彷彿阿松對著我說『別因為那麼一點小事就氣餒』。繼續聽，心中的迷惑就漸漸消除，心情頓時豁然開朗，產生了明天一定要好好打拼的念頭。

音樂確實蘊含著無窮的神奇力量。尤其是**刻劃著過去的體驗和回憶的音樂，對於自己的作用更是博大精深。**希望讀者們也能善加利用這種音樂，為自己創造出更輝煌燦爛的未來人生。

有助於進一步提昇效果的方法❶

寫三行日記

接下來要介紹的是有助於進一步提昇音樂CD效果的訣竅。我最想向讀者們推薦的是**「邊聽音樂、邊寫日記」**。

最推薦採用的是在每一天的最後階段撰寫，有助於調節自律神經的三行日記，亦即針對**「今天最失敗的事情」、「今天最感動的事情」、「明天的目標」等主題，分別寫下一行字句**，以簡潔扼要的字句彙整而成的日記。盡情地思考著自己的過去與未來，慢慢地、用心地寫下字句，呼吸就會平靜下來。詳細寫法請參考『寫「三行日記」為何有益身體健康？』（ASCOM刊）。

每天不間斷地寫三行日記，即可將健康、美容、人際關係、自我實現等扭轉向好局面。其次，以本書中所附音樂CD中的曲子為背景音樂，邊聽音樂、邊寫日記，一定能更進一步地提昇前述章節中介紹的『效果』。

針對以下三個主題彙整成「三行日記」！

月　日（　）

①今天最失敗的事情。

②今天最感動的事情。

③明天的目標。

「三行日記」的寫法

- 睡前獨自坐在書桌前。
- 務必寫下日期與星期幾。
- 依照①→②→③順序寫日記。
- 字數不限，但應力求簡潔。
- 務必手寫，慢慢地、用心地寫日記。

有助於進一步提昇效果的方法❷

芳香療法

讀者朋友中持續採行芳香療法或有興趣的人想必不少吧！

芳香療法使用的香油種類中，具備穩定心情作用的非常多。具放鬆效果的香油如薰衣草、洋甘菊、快樂鼠尾草、依蘭、檀香等精油。洗澡時往浴缸裡滴上幾滴，或滴一滴在手帕上，擺在臥室的枕頭邊，整個人就能沉浸在令人心曠神怡的氛圍中，讓身心完全地放鬆下來。

總之，讀者們，**先讓自己沉浸在香氣中，再舒舒服服地聽這張音樂CD中的曲子吧！**

如此一來，放鬆效果就會倍增。

這張音樂CD中的曲子可邊洗澡邊聽或睡覺時聽。充滿精油芳香味道和音樂旋律的浴室或臥室，一定能成為一個『超級無敵的療癒空間』。待在這樣的空間裡，就會透過嗅覺與聽覺，刺激到人體的放鬆系統，刺激後，副交感神經就會展開巨大的翅膀，準備騰空翱翔！

除前述作用外，**還會更輕易地擴大腦海中的想像**。因為，腦海裡想著自己的過去或未來的一個場面，對於調節自律神經絕對有好處。置身於音樂加上香氣的美好氛圍中，就能讓思緒更無遠弗屆、自由自在地翱翔。不管是幼年時候留下的難忘回憶，十年或二十年前的生活情景，都能暢行無阻地擴大想像。

此外，日常生活中每天都忙得不可開交時，能運用到嗅覺或聽覺的機會當然就不多。平常若能一邊運用嗅覺或聽覺一邊想像，那麼，因為平常不常使用而沉睡的五感自然就會甦醒過來。

換句話說，除調節自律神經外，**還具備調節五感的作用**。持續地以「芳香療法＋音樂」調節自律神經，就能懷著更豐富敏銳的感受性，更進一步地擴大想像的範疇。

有助於進一步提昇效果的方法❸

呼吸

呼吸與自律神經的關係密不可分，呼吸不順暢時，自律神經易失調，呼吸順暢後，自律神經自然恢復正常。其次，自律神經失調時，呼吸就不順暢，自律神經調好後，呼吸自然就順暢。

因此，**希望調節自律神經平衡狀態時，必須先把呼吸調得很順暢**。

我最推薦採用的是**「1對2呼吸法」**。作法非常簡單，慢慢地吸氣後，花兩倍的時間緩緩地吐氣。慢慢地以1對2呼吸法做深呼吸。呼吸時從鼻子或嘴巴都沒關係，不需要太在意，請輕輕鬆鬆地呼吸。

經過學習後，能夠邊專注地聽音樂CD中的曲子、邊呼吸，就能大幅提昇自律神經的調節效果。除此之外，也建議配合呼吸，從事以下章節中介紹的伸展動作。讀者們，一定要試試看喔！

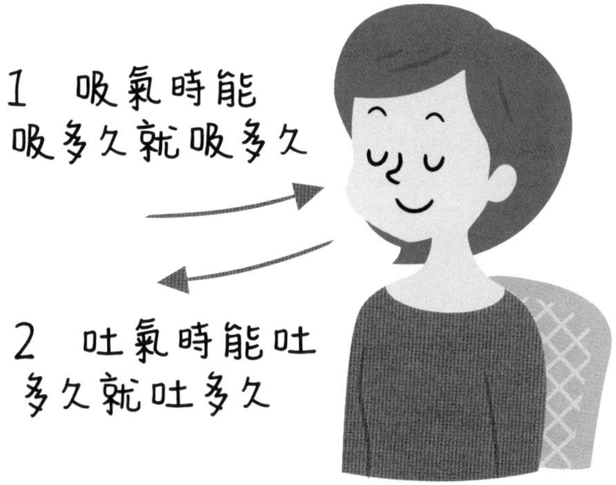
1 吸氣時能
吸多久就吸多久
2 吐氣時能吐
多久就吐多久

瞬間提昇呼吸效率
『慢慢地深呼吸』

能吸多久就吸多久，慢慢地吸氣後，接著以兩倍的時間吐氣。反覆地以這種方式適度地呼吸，就能提昇呼吸的效率。

有助於進一步提昇效果的方法❹

伸展操

晚上的放鬆時間一到，邊播放這張音樂CD、邊輕輕鬆鬆地做伸展操，這個方法也非常建議讀者們採用。

我最推薦採用的是下頁中介紹的伸展操。

這種伸展操任何場所都能做，睡覺前在床上做也OK。懷著消除一整天疲勞的心情，放鬆肌肉後才躺到床上，就能讓您一夜好眠。

輕鬆地做做伸展操，讓緊張的肌肉放鬆下來，緊張的自律神經也會跟著放鬆下來。以音樂CD中的曲子為背景音樂，邊擴大自己的想像，邊做伸展操，**就能產生相輔相成的效果，更有效地調節自律神經**。

將CD播放器設定為自動播放，當做背景音樂，像搖籃曲似地聽著也不錯。躺在床上，邊聽音樂，邊擴大想像著過去與未來後才進入夢鄉，一定能讓您好夢連連。

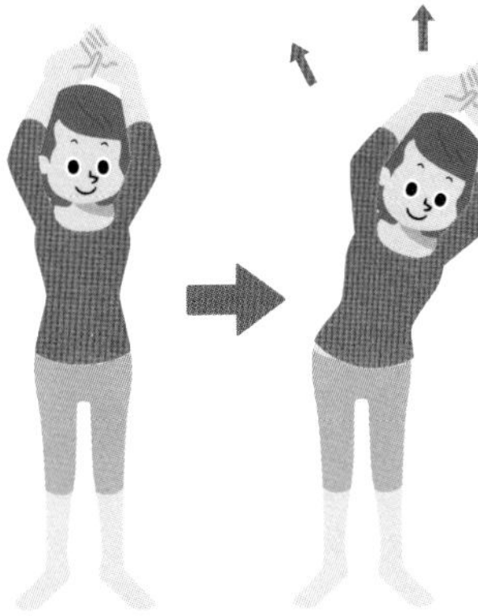

1 緊握指尖後身體往側面伸展

①雙腳打開與肩同寬，站好後雙手舉高，再以左手握住右手的指尖。②吐氣時，上半身同時往左彎曲，以便伸展右側的身體。③吸氣時，上半身同時回到原來的位置，身體再往上伸展。④雙手互換後，以相同要領完成另一側的動作。分別往箭頭指示的三個方向伸展。

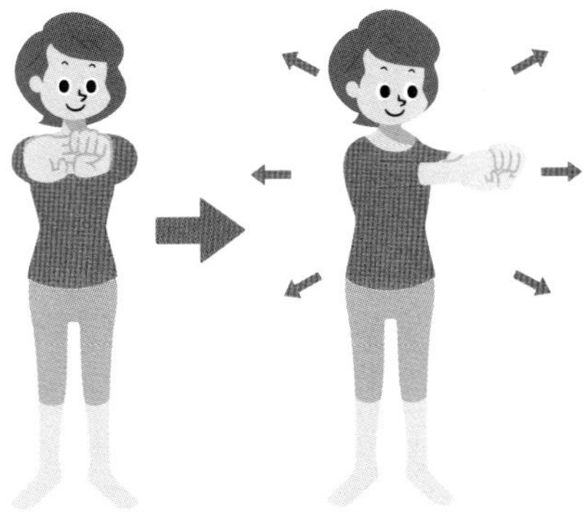

2 緊握指尖後往側面伸展

①雙手打開與肩同寬，雙手臂往前伸，左手握住右手的指尖。②吐氣時，左手同時將右手臂拉向左側。③換手後，以相同要領完成另一側動作。④分別往箭頭指示的三個方向伸展。

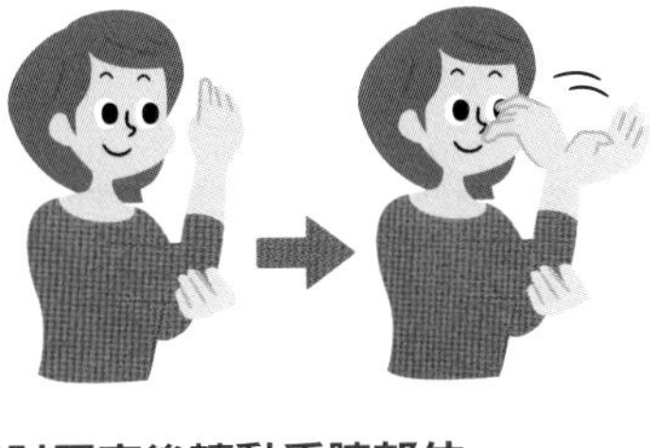

3 手肘固定後轉動手腕部位

①站著或坐著都OK。挺直背脊後，右手往前伸，接著手腕朝上，手肘彎曲呈直角狀態。然後左手扶著右手的手肘後固定住。②維持步驟①姿勢，反覆地轉動右手的手腕。換手後以相同要領轉動另一隻手的手腕。

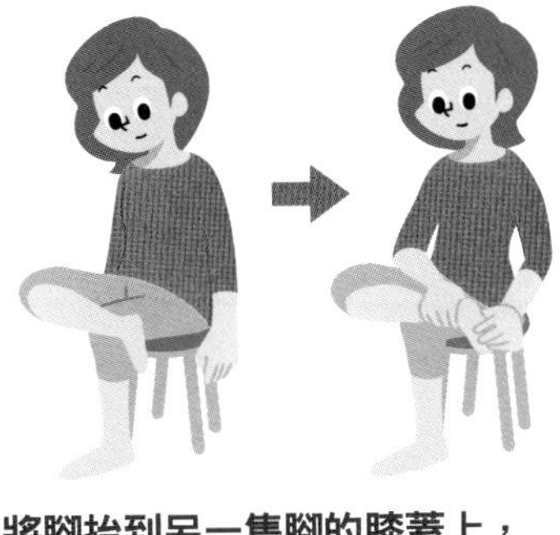

4 將腳抬到另一隻腳的膝蓋上，再轉動腳踝部位

①坐在椅子上，兩個膝蓋彎曲呈直角狀態後坐穩。接著抬高右腳，將腳踝擺在左膝蓋上。②反覆地轉動腳踝部位。③換腳後以相同要領轉動另一隻腳的腳踝。

大腦產生α波
每一天都能睡得更香甜

現代人因失眠等睡眠問題而煩惱的人不計其數。

睡眠問題幾乎都是**自律神經失去平衡**的典型症狀。增進副交感神經功能，大腦和身體都確實地平靜下來，就能享受到容易入睡又睡得香甜的好品質睡眠。

每天**聽這張音樂CD中的曲子**，就能確實地改善睡眠品質。早上起床後的舒爽感覺與消除疲勞的程度，和過去絕對不一樣。

聽音樂CD中的曲子具備放鬆大腦的作用，據相關實驗結果證實。開始聽音樂後，**當身心漸漸放鬆下來時，大腦就會漸漸地產生α波**。您可以躺在沙發上輕鬆愉快地聽音樂，或者躺進被窩裡，閉上眼睛聽音樂。

邊聽音樂、邊創造「自己的故事」

過去走的是什麼路，未來想走什麼路，讀者們，請配合音樂，自由自在地擴大自己的想像吧！

先聽著音樂，讓腦海中浮現一個畫面，習慣後，再將一個個畫面串聯成故事。將聽音樂後湧現在腦海中的畫面串聯在一起，就能漸漸地創造出自己的故事。

創造故事時，務必遵守**「以自己為主角」**的原則。其次，不需要過度地用「腦」去思考，**建議配合不斷流洩而出的旋律，完全憑自己的「感受力」，盡情地擴大想像的範疇。**

經常聽『可投射自己的音樂』，「生存下去的意志」就會越來越堅定。**清楚地看出自己必須走的路後，就能產生朝著目標「往前邁進的力量」**——**充滿故事性的音樂即具備導引出該力量的神奇效果。**

小林弘幸（Kobayasi Hiroyuki）

順天堂大學醫學部教授。日本體育協會認證運動醫師。1960年生於日本埼玉縣。1987年畢業於順天堂大學醫學部。1992年修畢該大學研究所醫學研究科課程。歷任倫敦大學附屬英國王立小兒科病院外科、都柏林三一學院附屬醫學研究中心、愛爾蘭國立小兒病院外科等職務後，任職順天堂大學小兒外科講師、助教授。

積極從事職業運動選手、藝術家、文化人等為對象的訓練、提昇演出效果等相關指導工作的日本自律神經研究權威。

音樂

大矢健晴（Oya Takeharu）

出身日本名古屋的創作歌手。

2005年5月25日參與試音後出道成為主流歌手。以創作歌手身分與小林弘幸教授合作，積極投入具調節自律神經作用的音樂相關研究開發工作。

其次，曾為中日龍棒球選手、賽跑選手等頂尖運動員創作過加油打氣的歌曲。曾幫忙參與Arabiki團等節目而走紅的日本藝人「風船太郎」創作主題曲、節目背景音樂。曾為製作廣告音樂、背景音樂等提供過創作樂曲。

本書中的音樂CD效果因人而異。

紓壓好書

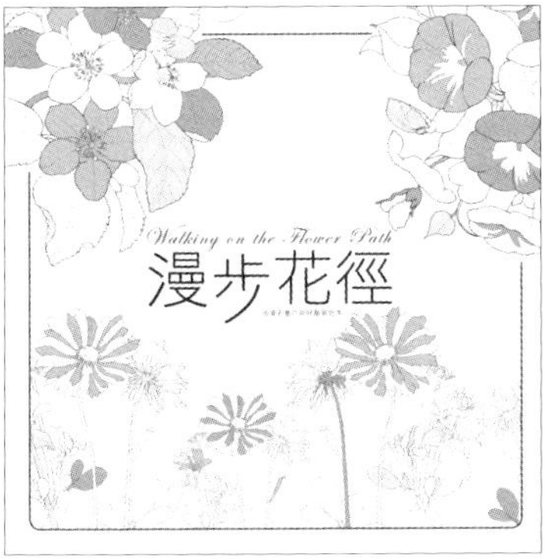

漫步花徑：
浪漫名畫花卉紓壓著色本
25X25cm　　84頁
單色　　定價260元

何謂「漫步花徑」？它是一場徜徉於花卉間的著色小旅行。
揮動畫筆，讓自己隨心漫步花徑，
與玫瑰大師雷杜德、植物藝術家菲奇以及宮廷畫師郎世寧等名畫家共同創作！

★第一本以「名畫花卉」為題材的著色畫冊！

本書的圖形線稿，源自於中、西方名畫中的各種花卉，不但在著色的同時可以欣賞名畫，更可以與玫瑰大師雷杜德、植物藝術家菲奇以及宮廷畫師郎世寧等名畫家共同創作！

★不傷眼！不頭痛！真正達到「紓壓」效果！

避免費力難辨的複雜構圖、捨去線條密集的幾何圖案，讓易繪的自然題材作為主要的構圖要素。

★構圖源於中、西方名畫，「浪漫派、寫實派、山水畫風」多樣風格！

本書收錄柔和、冷硬、渾圓多種風格的線條構圖，其線稿筆觸本身就能帶給你不同的感受，從中激發出你的創作靈感與美感。

★隨書贈送：「漫步花徑　風格手帳」

・Monthly 計畫式手帳，可自由填寫月份與日期，無時效限制！

・13*18cm 易於隨身攜帶的便利尺寸。

・封面與內頁採用《漫步花徑》同系列的優美花朵圖紋，可隨意著色，完成一本獨一無二的個人風格手帳。

TITLE

名醫的自律神經音樂療法

STAFF

出版	三悅文化圖書事業有限公司
作者	小林弘幸
音樂	大矢健晴
譯者	林麗秀
總編輯	郭湘齡
責任編輯	黃思婷
文字編輯	黃美玉　莊薇熙
美術編輯	謝彥如
排版	執筆者設計工作室
製版	明宏彩色照相製版股份有限公司
印刷	桂林彩色印刷股份有限公司
	紘億彩色印刷有限公司
法律顧問	經兆國際法律事務所　黃沛聲律師
代理發行	瑞昇文化事業股份有限公司
地址	新北市中和區景平路464巷2弄1-4號
電話	(02)2945-3191
傳真	(02)2945-3190
網址	www.rising-books.com.tw
e-Mail	resing@ms34.hinet.net
劃撥帳號	19598343
戶名	瑞昇文化事業股份有限公司
本版日期	2018年4月
定價	280元

國家圖書館出版品預行編目資料

名醫的自律神經音樂療法 / 小林弘幸著；林麗秀譯. -- 初版. -- 新北市：三悅文化圖書, 2015.10
64　面；15 x 18.8　公分
ISBN 978-986-92063-5-8(平裝附光碟片)

1.音樂治療 2.自主神經

418.986　　104021219